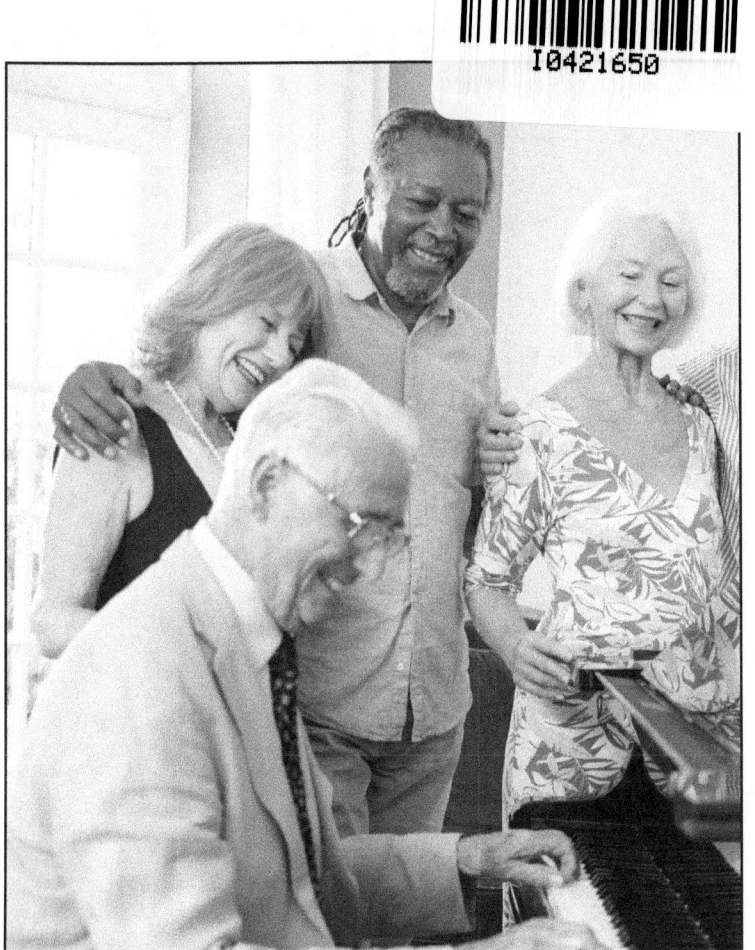

AktivierungsCoach.de präsentiert:

Mitsinggeschichten

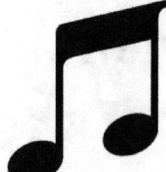

AktivierungsCoach.de präsentiert:

Mitsinggeschichten für Senioren

mit unterschiedlichem Textvolumen

von Denis Geier

1.Auflage
Vollständige Taschenbuchausgabe

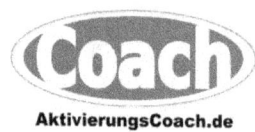

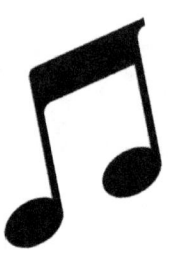

Quellenangabe siehe Seite 76
Herausgeber & Autor: Denis Geier Neustadt am Rübenberge,
Redigierung: Jennifer Rößler
Imprint: Independently published
ISBN: 9781074004231

Sie finden uns im Internet unter:
www.AktivierungsCoach.de

Mitsinggeschichten
mit unterschiedlichem Textvolumen

Einfache musikalische Mitmach- geschichten für Ihre nächste Senioren- runde.

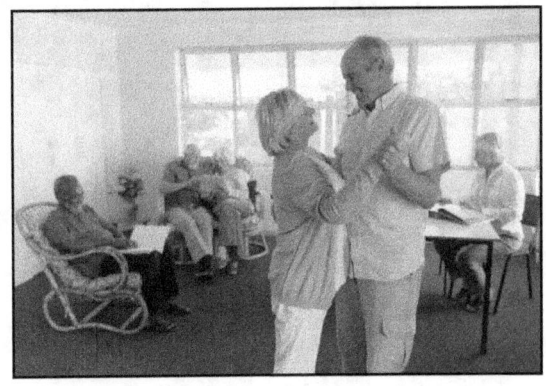

Lassen Sie Ihre Bewohner nicht nur an einer schönen Vorlesegeschichte teilhaben, sondern streuen Sie mit diesen kleinen Geschichten Impulse, die Ihre Senioren zum Mitmachen, in unserem Fall zum Mitsingen, anspornen. Denn hier geht es diesmal nicht nur um das Zuhören, sondern es soll auch noch mitgesungen werden. Aus diesem Grund sind alle Geschichten in diesem Heft mit einigen bekannten Volks- und Kinderliedern komplettiert. Lieder, die fast jeder kennen sollte und die einfach, auch ohne Textvorlage, von Ihren Teilnehmern mitgesungen werden können. Es funktioniert und ist außerdem ein riesiger Spaß – lassen Sie sich überraschen.

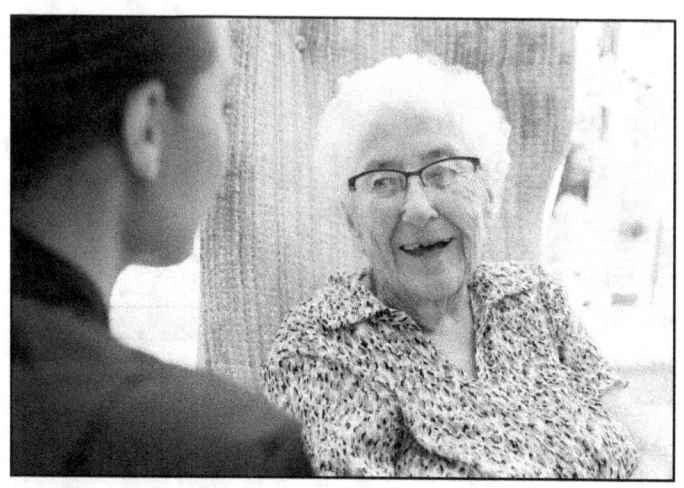

Achtung, für Demenzpatienten kann diese Aufgabe manchmal schon zu schwer sein. Versuchen Sie daher, vorab herauszufinden, ob die hier verwendeten Volks- und Kinderlieder von Ihren Teilnehmern noch erkannt werden. Wenn nicht, ist das nicht ganz so schlimm, denn auch schon durch das Zuhören können Demenzpatienten eine sehr schöne Zeit in der Gemeinschaft der Gruppe erleben. Wir empfehlen Ihnen deshalb, diese Geschichten überwiegend während eines Gruppenangebotes zu präsentieren. Außerdem sollten Sie nicht mehr als eine Geschichte – pro Seniorenrunde – vorlesen, damit keiner Ihrer Teilnehmer (wegen der Länge der Geschichte) überfordert wird.

Vorbereitung: Eigentlich gibt es hier keine große Vorbereitung. Sie brauchen nur vorzulesen, also sollte die Umsetzung kein Problem darstellen. Aber selbstverständlich sollten Sie auch die Melodien der verwendeten Lieder kennen. Sehen Sie sich daher vorab die Liste „Verwendete Musiktexte" genau an. Überprüfen Sie dort bitte genau, ob Sie diese Lieder und Melodien auch wirklich alle kennen. Ist dies nicht der Fall, benutzen Sie bitte das Internet, um die unbekannten Melodien kennenzulernen. Dies ist sehr wichtig, da Sie alle Musiktexte ansingen müssen und Ihre Bewohner dadurch zum Mitsingen ermuntert werden sollen. Von diesem Wissen hängt also der Erfolg dieser Mitsinggeschichten ab. Deshalb ist Textsicherheit und Melodienkenntnis bei dieser Aktivierung zwingend notwendig. Sie kennen schon die Melodien aller verwendeten Lieder? Wunderbar, dann kann es jetzt sofort losgehen.

Viel Vergnügen!

PS: Texte in Klammern werden grundsätzlich nicht vorgelesen. Diese dienen nur als zusätzliche Information oder Arbeitsanweisung zur jeweiligen Geschichte. Animieren Sie bitte gegebenenfalls Ihre Seniorengruppe durch eindeutige Handzeichen oder durch direkte Aufforderungen zum Mitsingen. Denn manchmal sind die Teilnehmer nicht ganz so spontan, wie es diesmal erwünscht ist.

Verwendete Musiktexte:

Hopp, hopp, hopp, Pferdchen lauf Galopp!
(Carl Hahn, 1778–1854)

Wem Gott will rechte Gunst erweisen
(Joseph von Eichendorff, 1788–1857)

Schlaf, Kindlein, schlaf
(Johann Friedrich Reichardt, 1752–1814)

Guten Abend, gut' Nacht
(Johannes Brahms, 1833–1897)

Ich geh mit meiner Laterne
(Unbekannt)

Summ, summ, summ
(Hoffmann von Fallersleben, 1798–1874)

Die Gedanken sind frei
(Unbekannt, ca. 1780)

Zeigt her eure Füße
(Unbekannt, ca. 1860)

Lustig ist das Zigeunerleben
(Unbekannt)

Ri-ra-rutsh! Wir fahren mit der Kutsch!
(Unbekannt)

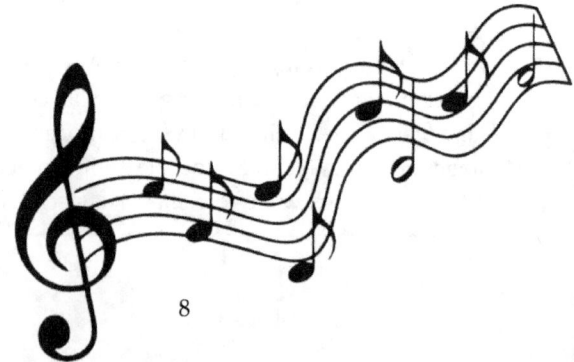

Ferienlager

Da waren sie wieder, die Sommerferien. Eine Zeit, die eigentlich ausnahmslos von jedem Schulkind herbeigesehnt wird. Eine Zeit ohne Wecker und ohne den Zwang, schon vor dem Sonnenaufgang, oder gar vor dem ersten Krähen des Hahns, sich einzukleiden. Ohne Zwang, früh am Morgen die Zähne zu putzen oder die Haare fein säuberlich zu bürsten. Zumindest nicht so früh wie an Schultagen. Und da es keine Schule in dieser Zeit gibt, fallen selbstverständlich auch die ungeliebten Hausaufgaben oder die nervigen täglichen Fahrten mit dem ständig überfüllten Schulbus aus. Kurzum, all diese ungeliebten Dinge nerven einfach niemanden in dieser einzigartigen Zeit.

Sommerferien, was für eine tolle Angelegenheit.

„Neun, acht, sieben", zählt die gesamte Klasse der Berliner Grundschule Heinzelmann erwartungs- voll dem letzten Gongschlag entgegen. „Sechs, fünf, vier", und immer lauter und aufgeregter werden die Stimmen der Kinder während dieses Abschluss-Countdowns.

„Drei, zwei, eins … diiiing-dooong."

Da ertönt auch schon das von allen erwartete Startsignal in die diesjährigen Sommerferien. Alle

Kinder springen auf und rennen unaufhaltsam, wie wilde Pferde, durch die Flure der Schule. Nur mit dem Ziel, diese endlich für einige Wochen verlassen zu dürfen. Die Freude über diese Ferien ist allen Kindern anzusehen. Einige sind sogar so erfreut darüber, dass sie während des Laufens gemeinsam singen. Doch was singen die Kinder? Hören Sie genau hin!

Hopp, hopp, hopp, Pferdchen lauf Galopp!

Über Stock und über Steine, aber brich dir nicht die Beine!

Hopp, hopp, hopp, hopp, Pferdchen lauf Galopp!

Und so laufen, springen und rennen die Kinder unaufhaltsam durch die Schule weiter, bis letztendlich das laute lärmende Durcheinander der aufgeregten Kinder immer mehr verstummt und so nach und nach Ruhe und Frieden in das nun fast komplett leerstehende Gebäude einkehrt. Nur einige Lehrkräfte sind noch anwesend. Doch nach einer

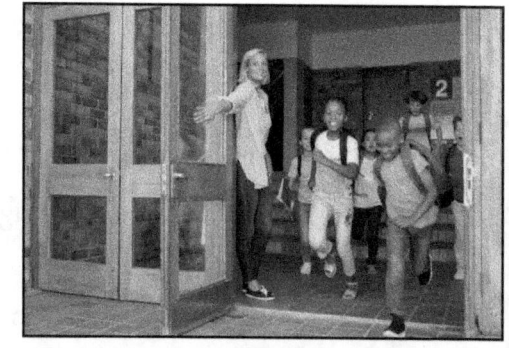

schmackhaften Tasse Kaffee verlassen auch diese
die nun verwaiste Schule. So genießen auch die
Lehrer den Beginn ihrer wohlverdienten Urlaubs-
zeit. Und selbst der sonst so störrische und meist
schlechtgelaunte Rektor kann seine Freude über
dieses sommerliche Ereignis nicht mehr länger
verbergen. Und so trällert er gut gelaunt auf dem
Weg zu seinem Fahrzeug ein fröhliches Lied. Und
als Frau Meisenbein diese Melodie hört, stimmt sie
frohgemut mit ein.

Wem Gott will rechte Gunst erweisen,

den schickt er in die weite Welt,

dem will er seine Wunder weisen

in Berg und Wald und Strom und Feld.

Die Trägen, die zu hause liegen,

erquicket nicht das Morgenrot,

sie wissen nur von Kinderwiegen,

von Sorgen, Last und Not ums Brot.

Die Bächlein von den Bergen springen,

die Lerchen schwirren hoch vor Lust.

Was soll' ich nicht mit ihnen singen

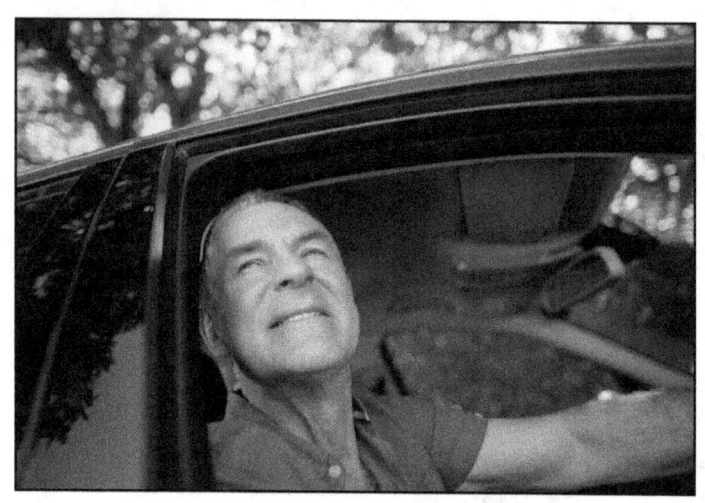

aus voller Kehl' und frischer Brust?

Den lieben Gott laß ich nur walten.
Der Bächlein, Lerchen, Wald und Feld
und Erd' und Himmel will erhalten,
hat auch mein' Sach'aufs Best' bestellt.

Auch der kleine Theodor, der inzwischen zu Hause angekommen ist, freut sich diesmal riesig über diese Ferien. Sie fragen sich, warum? Der Theodor darf dieses Jahr zum ersten Mal Ferien ohne seine Eltern machen. Haben Sie als Kind auch schon einmal Ferien ohne Ihre Eltern gemacht?

[Kurze Pause, mit der Möglichkeit, Ihre Senioren davon erzählen zu lassen. Erzählt niemand, lesen Sie bitte weiter.]

Theodor macht also dieses Jahr zum ersten Mal „alleine" Urlaub, und Sie ahnen sicherlich, wo.

[Kurze Pause und Blick in die Runde, dann weiterlesen.]

Theodor verbringt seine Ferien in einem Ferienlager. Und darum ist er auch sehr aufgeregt. Doch es bleibt ihm nicht viel Zeit, darüber nachzudenken, denn schon morgen beginnt für ihn dieses Abenteuer, und so ist es sicherlich nicht verwunderlich, dass Theodor in dieser Nacht kein Auge zubekommt, und das, obwohl er alles versucht. So trinkt er vor dem Ins-Bett-Gehen noch eine leckere warme Milch mit Honig und versucht es anschließend mit Schäfchen zählen. Doch all dieses scheint diesmal nicht zu helfen. Er ist einfach viel zu aufgeregt. Was kann er nun noch machen? Haben Sie eine Idee, wie Theodor doch noch gut einschlafen kann?

[Kurze Pause].

Nach einiger Zeit kommt endlich Theodors Mutter noch einmal zu ihrem kleinen Prinzen ins Zimmer und merkt sofort, wie aufgeregt ihr kleiner Knabe ist. Sie gibt ihm deshalb noch einen zärtlichen Kuss auf die Stirn, dämmt etwas das Nachtlicht und singt ein kleines Schlaflied.

Guten Abend, gut' Nacht,

mit Rosen bedacht,

mit Näglein besteckt,

schlupf unter die Deck.

Morgen früh, wenn Gott will,

wirst du wieder geweckt,

morgen früh, wenn Gott will,

wirst du wieder geweckt.

Guten Abend, gut' Nacht,

von Englein bewacht,

die zeigen im Traum

dir Christkindleins Baum.

Schlaf nun selig und süß,

schau im Traum's Paradies.

Schlaf nun selig und süß,

schau im Traum's Paradies.

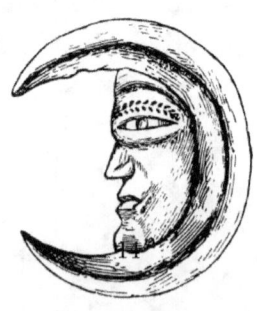

Und so schließt der kleine Theodor seine Augen und schläft tatsächlich bei dem Gesang seiner Mutter schnell und friedlich ein. Doch bevor er so richtig in seiner Traumwelt versinken kann, klingelt auch schon wieder der Wecker. Gefühlt war das für Theodor diesmal keine besonders gute und lange Nacht. Er hat das Gefühl, als hätte er überhaupt nicht geschlafen. Nun ja, vielleicht ein oder zwei Stunden. Aber garantiert nicht lange genug. Doch alle anderen sind schon hellwach und wuseln wie kleine Bienchen in der Wohnung herum.

Summ, summ, summ, Bienchen, summ herum.

Ei wir tun dir nichts zuleide,

flieg' nur aus in Wald und Heide.

Summ, summ, summ, Bienchen, summ herum.

Summ, summ, summ, Bienchen, summ herum.

Such in Blumen, such in Blümchen

dir ein Tröpfchen, dir ein Krümchen!

Summ, summ, summ, Bienchen, summ herum.

Summ, summ, summ, Bienchen, summ herum.

Kehre heim mit reicher Habe,

bau uns manche volle Wabe.

Summ, summ, summ, Bienchen, summ herum.

Summ, summ, summ, Bienchen, summ herum.

Bei den Heilig-Christ-Geschenken

wollen wir auch dein gedenken.

Summ, summ, summ, Bienchen, summ herum.

Summ, summ, summ, Bienchen, summ herum.

Wenn wir mit dem Wachsstock suchen

Pfeffernüss' und Honigkuchen.

Summ, summ, summ, Bienchen, summ herum.

„Ach, wie schön wäre es doch",
denkt sich Theodor, „wenn ich jetzt
meine Augen noch einmal, und sei es
nur für ein halbes Stündchen,
schließen könnte. Ach, wie schön
wäre das doch." Doch dieser Wunsch soll diesmal
nicht in Erfüllung gehen. Denn im nächsten
Moment zieht Theodors Vater einfach die warme,

kuschelige Decke weg und erleuchtet das Kinderzimmer, hell und grell. Wie gemein – oder? „Aufstehen, mein Kleiner", ruft dann auch noch sein Vater, und somit ist an schlafen nun gar nicht mehr zu denken. Und so quält der Junge sich aus seinem Bett und zieht sich dann sehr, sehr langsam an. Für seinen Vater geht das allerdings alles viel zu langsam. Und als Theodor dann auch noch bei seiner Morgenwäsche pfuscht, reicht es seinen Vater endgültig.

Zeigt her eure Füßchen, zeigt her eure Schuh

und sehet den fleißigen Waschfrauen zu!

Sie waschen, sie waschen,

sie wasch'n den ganzen Tag,

sie waschen, sie waschen,

sie wasch'n den ganzen Tag.

Zeigt her eure Füßchen, zeigt her eure Schuh

und sehet den fleißigen Waschfrauen zu!

Sie wringen, sie wringen,

sie wringe'n den ganzen Tag,

sie wringen, sie wringen,

sie wringe'n den ganzen Tag.

Zeigt her eure Füßchen, zeigt her eure Schuh

und sehet den fleißigen Waschfrauen zu!

Sie hängen, sie hängen,

sie häng'n den ganzen Tag,

Sie hängen, sie hängen,

sie häng'n den ganzen Tag.

Zeigt her eure Füßchen, zeigt her eure Schuh

und sehet den fleißigen Waschfrauen zu!

Sie bügeln, sie bügeln,

sie büg'ln den ganzen Tag,

sie bügeln, sie bügeln,

sie büg'ln den ganzen Tag.

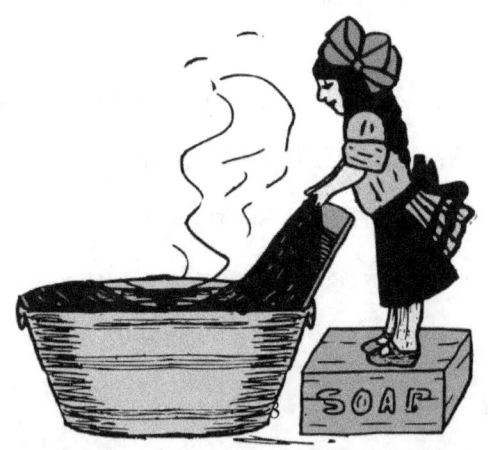

Und nachdem Theodor nun seine Hände gewaschen, seine Zähne geputzt und seine Haare gekämmt hat, geht es schnurstracks, mit all seinem Gepäck, zum Auto. Die Fahrt ins Ferienlager kann endlich beginnen.

Ri-ra-rutsh! Wir fahren mit der Kutsch

Wir fahren über Stock und Stein

Da bricht das Pferdchen sich ein Bein

Ri-ra-rutsch

Es ist nichts mit der Kutsch

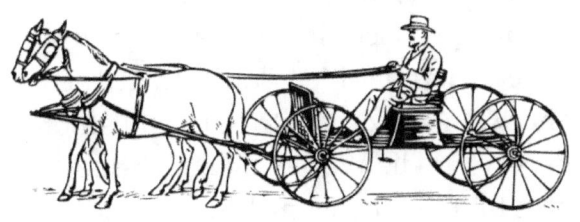

Ri-ra-ritten

Wir fahren mit dem Schlitten.

Wir fahren übern tiefen See

da bricht der Schlitten ein, o weh

Ri-ra-ritten

Wir fahren mit dem Schlitten

Ri-ra-ruß

Jetzt gehn wir fein zu Fuß

Da bricht auch kein Pferdebein

da bricht uns auch kein Schlitten ein

Ri-ra-ruß

Jetzt gehn wir fein zu Fuß

Und ehe sich die kleine Familie versieht, sind sie auch schon da. Aber nicht nur die drei haben ihr Ziel erreicht. Nein, mindestens zwanzig weitere Autos stehen hier auf dem kleinen Parkplatz, direkt vor dem Haupthaus des Ferienlagers. Was für ein Gedrängel. Geduldig stellen sie sich an. „Wie lange dauert das hier bloß?", fragt Theodors Mutter nach einiger Zeit, extra laut und schon etwas genervt, in die Wartehalle. Doch alles Schimpfen hilft hier heute nichts, sie müssen, wie auch die anderen Gäste, warten. Nach einer gefühlten Ewigkeit erreichen sie dann schließlich doch noch die Rezeption. Hier melden sie Theodor für das Ferienlager an. Anschließend bringen sie den Jungen noch in sein zugewiesenes Mehrbett-zimmer, verabschieden sich, und schwuppdiwupp sind sie auch schon verschwunden. Etwas ratlos und verloren sitzt Theodor nun auf seinem Bett. So hat er sich das aber nicht vorgestellt. Doch bevor er

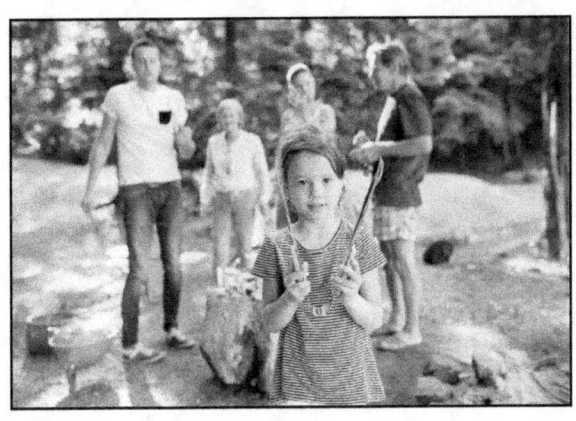

weiter über seine Situation nachdenken kann, wird
er von einem anderen Jungen angesprochen. „Na,
du? Auch zum ersten Mal alleine von zu Hause
weg?" Theodor antwortet auf diese Frage nur mit
einem schüchternen Kopfnicken. Doch der Junge
gibt nicht auf. „Das wird sicher lustig hier, so ganz
ohne Eltern. Es gibt hier nämlich ein tolles
Ferienprogramm." Theodor schaut den fremden
Jungen zweifelnd an.

Lustig ist das Zigeunerleben,

fario, fariofum.

Brauch'n dem Kaiser kein Zins zu geben,

fario, fariofum.

Lustig ist's im grünen Wald,

wo des Zigeuners Aufenthalt.

Fario, fario, fario,

fario, fario, fariofum.

Sollt' uns mal der Hunger plagen,

fario, fariofum.

gehn wir, uns ein Hirschlein jagen.

fario, fariofum.

Hirschlein nimm dich wohl in acht,

wenn des Jägers Büchse kracht.

Fario, fario, fario,

fario, fario, fariofum.

Soll' uns mal der Durst sehr quälen,

fario, fariofum.

gehn wir hin zu Wasserquellen,

fario, fariofum.

trinken das Wasser wie Moselwein,

meinen, es dürfte Champagner sein

Fario, fario, fario,

fario, fario, fariofum.

Da ertönt eine kräftige Stimme im Raum. „Ihr seid aber gut gelaunt!" Der Betreuer steht an der Zimmertür und beobachtet, etwas amüsiert, die Situation und das Treiben der Kinder. „Wenn ihr so musikalisch seid, wird es euch bei uns garantiert gefallen. Hier wird nämlich viel gesungen. Doch jetzt räumt ihr bitte erst einmal eure Taschen aus, und danach, treffen wir uns alle unten in der Wartehalle, wo ihr euch vorhin angemeldet habt, in so 10 bis 15 Minuten." Sagt er, dreht sich um und geht. In Windeseile räumen daraufhin die Buben ihre Taschen aus und verstauen den Inhalt fein säuberlich, also richtig vorbildlich, in dem dafür vorgesehenen Schrank. Danach geht es sofort weiter, in Richtung Wartehalle. Denn niemand möchte heute dort als Letzter ankommen. Doch kaum in der Halle angekommen, überlegen alle Kinder, was wohl als Nächstes passieren wird.

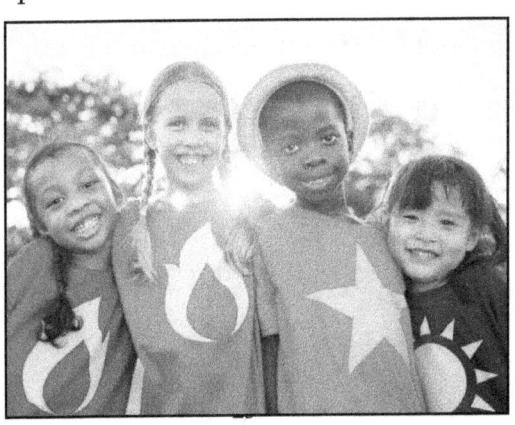

Die Gedanken sind frei, wer kann sie erraten,

sie fliehen vorbei, wie nächtliche Schatten.

Kein Mensch kann sie wissen, kein Jäger
erschießen.

Es bleibet dabei: Die Gedanken sind frei.

Ich denke, was ich will, und was mich beglücket,

doch alles in der Still, und wie es sich schicket.

Mein Wunsch und Begehren kann niemand
verwehren,

es bleibet dabei: die Gedanken sind frei.

Drum will ich auf immer den Sorgen entsagen

und will mich auch nimmer mit Grillen mehr
plagen.

Man kann ja im Herzen stets lachen und scherzen

und denken dabei: die Gedanken sind frei.

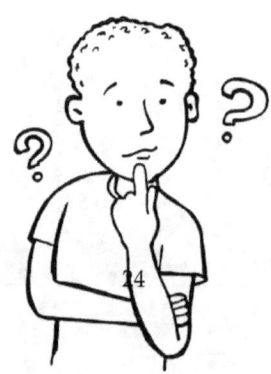

Da betritt der Betreuer, den Theodor und der andere Junge schon vor einigen Minuten kennengelernt haben, den Saal. Er stellt sich vor und erläutert kurz und bündig, was für diesen Abend noch geplant ist, bevor es Abendbrot gibt. Erraten Sie, was geplant ist?

Ich geh' mit meiner Laterne und meine Laterne mit mir.

Dort oben leuchten die Sterne, und unten, da leuchten wir.

Mein Licht ist aus, ich geh' nach Haus,

rabimmel, rabammel, rabum.

Mein Licht ist aus, ich geh' nach Haus,

rabimmel, rabammel, rabum.

Ich geh' mit meiner Laterne und meine Laterne mit mir.

Dort oben leuchten die Sterne, und unten, da leuchten wir.

Laternenlicht, verlösch mir nicht!

Rabimmel, rabammel, rabum.

Laternenlicht, verlösch mir nicht!

Rabimmel, rabammel, rabum.

Genau, ein Laternenumzug steht auf dem Programm, bevor es in den Speisesaal geht, und anschließend ins Bett. „Ach, was war das doch für ein anstrengender Tag", denkt sich Theodor, als er sich endlich erschöpft in sein Bett kuscheln kann. Das wird bestimmt eine schöne Zeit hier", denkt er und schließt erschöpft seine Augen.

Schlaf', Kindlein, schlaf'!

Der Vater hüt't die Schaf,

die Mutter schüttel's Bäumelein,

da fällt herab ein Träumelein.

Schlaf', Kindlein, schlaf'!

Schlaf', Kindlein, schlaf'!

Am Himmel zieh'n die Schaf':

Die Sternlein sind die Lämmerlein,

der Mond, der ist das Schäferlein.

Schlaf', Kindlein, schlaf'!

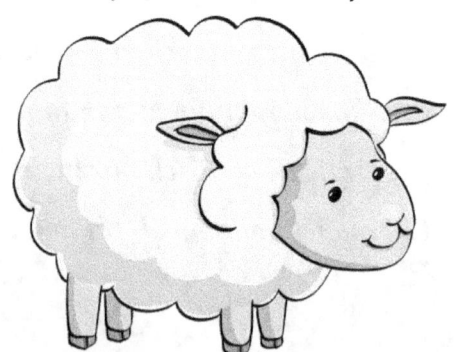

Verwendete Musiktexte:

Bergvagabunden (Wenn wir erklimmen sonnige Höhen)
(*Erich Hartinger*)

Wem Gott will rechte Gunst erweisen
(*Joseph von Eichendorff, 1788–1857*)

Kuckuck, Kuckuck ruft's aus dem Wald
(*Hoffmann von Fallersleben , 1798–1874*)

Hoch auf dem gelben Wagen
(*Rudolf Baumbach, 1840–1905*)

Ein schöner Tag zu Ende geht
(*Robert Burns, 1759–1796*)

Es regnet, es regnet
(*Carl Friedrich Zelter, 1758–1832*)

Ein schöner Tag

Es war Samstagvormittag, als die kleine Myriam
gemeinsam mit ihren Eltern einen Ausflug zu ihrer
Tante Bianca und zu ihrem Onkel Detlef unternehmen wollte. Diese Erholungsfahrt war schon
seit langer Zeit geplant, doch irgendetwas war
immer dazwischengekommen. Entweder war der
Vater von Myriam durch eine Grippe außer
Gefecht gesetzt worden – oder Myriam selbst
durchquerte die Planung, weil sie überraschend
von einer Schulfreundin eingeladen worden war,

an deren Geburtstagsfeier teilzunehmen. Aber jetzt war es endlich so weit …

***

Hi, ich bin Myriam und erzähle euch nun von diesem Ausflug. Nun ja, man merkt schon, dass diese Reise sehr oft geplant wurde, aber niemals wirklich stattgefunden hat. Man könnte sogar behaupten, dass immer der „Wurm" irgendwo dringesteckt hat. Sagt man das nicht so? Auf jeden Fall

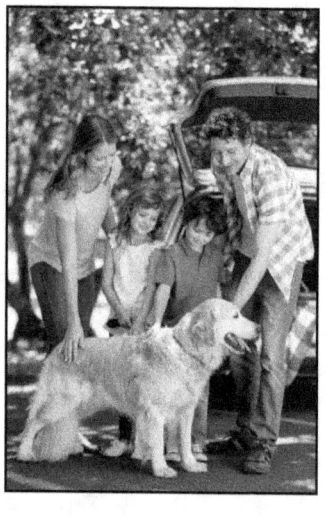

hat dieser besagte Wurm uns immer diese Reise irgendwie zunichtegemacht. Aber diesmal, diesmal sollte alles anders werden. Denn wir würden uns die Freude heute auf ein Wiedersehen mit Tante Bianca und Onkel Detlef, egal was komme, nicht verderben lassen. Und deswegen packten wir auch diesmal wieder unsere Siebensachen und fuhren mit unserem alten gelben VW-Bus – der von Papa auch liebevoll „Bulli" genannt wurde, aus der Stadt hinaus. Das würde garantiert ein tolles Wochenende werden.

Hoch auf dem gelben Wagen sitz ich beim Schwager vorn.

Vorwärts die Rosse traben, lustig schmettert das Horn.

Berge Täler und Auen, leuchtendes Ährengold,

ich möcht in Ruhe gern schauen;
aber der Wagen, der rollt.

Flöten hör ich und Geigen, lustiges Baßgebrumm,

junges Volk im Reigen tanzt um die Linde herum.

Wirbelnde Blätter im Winde, es jauchzt und lacht und tollt,

ich bliebe so gern bei der Linde;
aber der Wagen, der rollt.

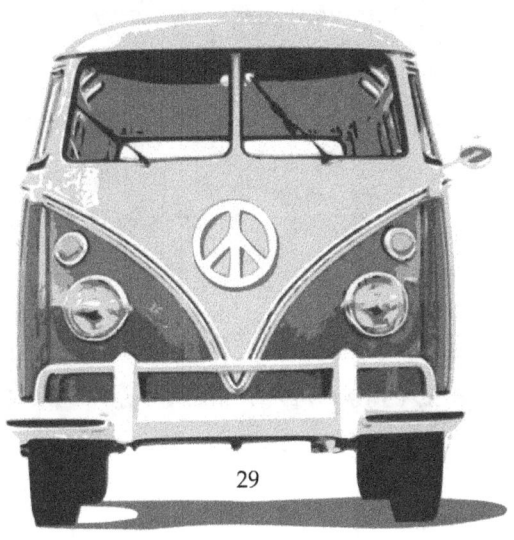

Doch dass diese Reise wahrscheinlich nicht so reibungslos vonstatten-gehen würde, wie sie von uns geplant wurde, damit hatten wir schon alle gerechnet. Und so sollten sich auch unsere Befürchtungen „leider" tatsächlich

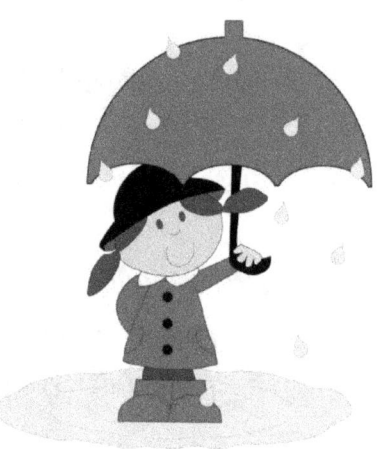

bewahrheiten. Denn kaum waren wir aus der Stadt heraus, setzte auch schon ein Regenschauer ein. Und die dicken Tropfen prasselten auf unser Autodach und natürlich auf unsere Autoscheiben.

Es regnet, es regnet, die Erde wird nass!

Es regnet, es regnet, die Erde wird nass!

Und wenn's genug geregnet hat, dann wächst auch wieder Gras!

Es regnet, es regnet, die Erde wird nass!

Es regnet, es regnet, was kümmert uns das!

Es regnet, es regnet, was kümmert uns das!

Wir sitzen im Trocknen, und werden nicht nass!

Es regnet, es regnet, was kümmert uns das!

Nun mag man denken: Was soll an so einem
Niederschlag schon so schlimm sein? Es gibt ja
bekanntlich kein wirklich schlechtes Wetter, es gibt
nur falsche Kleidung! Aber Mutter hatte auch für
dieses Wetter vorsorglich die richtigen Sachen
dabei. Also kein Problem, oder?

Doch – denn der Regen rann unaufhörlich an den
Autoscheiben herunter, als wäre er nicht flüssig,
sondern aus Gelee. Und so waren die Scheiben
sehr schnell beschlagen, und zu allem Unglück
schwächelte jetzt auch noch das alte Gebläse
unseres geliebten Bulli. Deswegen hatte Vater auch
schon nach kurzer Zeit keinen freien Blick mehr
auf die Straße, und wir mussten notgedrungen
eine kleine Pause einlegen. Gut, dass wir etwas
Glück im Unglück hatten und fast gleichzeitig für
unsere kleine Zwangspause einen kleinen
Parkplatz am Straßenrand entdeckten. Es war
zwar ein wirklich sehr kleiner Parkplatz, doch die
Lage war schon etwas Besonderes, direkt an einem
kleinen Wald. Man könnte denken, es wäre ein
Zauberwald, so geheimnisvoll wirkte dieser auf
mich und meine Eltern. Dumm nur, dass der
Regen anscheinend nicht enden wollte, sonst
hätten wir vielleicht sogar einen spontanen
Ausflug in diesen Wald unternommen. So saßen
wir nun in unserem Bulli und warteten und

warteten. Die Scheiben beschlugen jedoch immer mehr, sodass nach einiger Zeit Mutter die Seitenscheibe etwas herunterkurbelte, um frische Luft ins Auto zu lassen. Dabei schaute sie fragend in die Wolken, so als würde sie darüber nachdenken, wie lange der Herrgott uns noch mit Regentropfen beglücken wollte. Dabei breitete sich der Duft des Regens im VW-Bus aus. Und auch die Geräusche des kleinen Waldes erreichten immer deutlicher das Fahrzeug. „Hört ihr das?", fragte auf einmal Vater.

Mucksmäuschenstill wurde es daraufhin im Bus, und wir alle lauschten angespannt.

Was hatte Vater da gerade gehört?

Kuckuck, Kuckuck ruft's aus dem Wald.

Lasset uns singen, tanzen und springen.

Frühling, Frühling wird es nun bald.

Kuckuck, Kuckuck lässt nicht sein Schrei'n:

Komm in die Felder, Wiesen und Wälder.

Frühling, Frühling, stelle dich ein.

Kuckuck, Kuckuck, trefflicher Held.

Was du gesungen, ist dir gelungen.

Winter, Winter räumet das Feld.

Und während wir dem Gesang des Kuckucks lauschten, wurde der Regenschauer langsam schwächer. Nach einiger Zeit verstummte auch der Ruf des Kuckucks, und mit ihm verschwand auch der Regen nun endgültig, und die Sonne schaute vorsichtig hinter den Wolken hervor. „Schaut mal, es scheint, als würde der Regen verschwinden", kommentierte Mutter dieses Geschehnis, und Vater ergänzte freudig: „Dann kommen wir ja heute doch noch bei Tante Bianca und Onkel Detlef an." Er lachte laut und fuhr fort: „Der liebe Gott meint es heute doch noch gut mit uns. Denn wie sagt schon eine alte Bauernweisheit? Solang der Kuckuck schreit – fürchte die Trockenheit. Also kann es ja heute nur noch besser werden." Mit diesen Worten startete Vater den alten VW-Bus, und wir konnten unsere kleine Reise fortsetzen. Natürlich mit einem schönen Lied auf den Lippen.

Wem Gott will rechte Gunst erweisen,

den schickt er in die weite Welt,

dem will er seine Wunder weisen

in Berg und Wald und Strom und Feld.

Die Trägen, die zu hause liegen,

erquicket nicht das Morgenrot,

sie wissen nur von Kinderwiegen,

von Sorgen, Last und Not ums Brot.

Die Bächlein von den Bergen springen,

die Lerchen schwirren hoch vor Lust.

Was soll' ich nicht mit ihnen singen

aus voller Kehl'und frischer Brust?

Den lieben Gott laß ich nur walten.

Der Bächlein, Lerchen, Wald und Feld

und Erd' und Himmel will erhalten,

hat auch mein' Sach' aufs Best' bestellt.

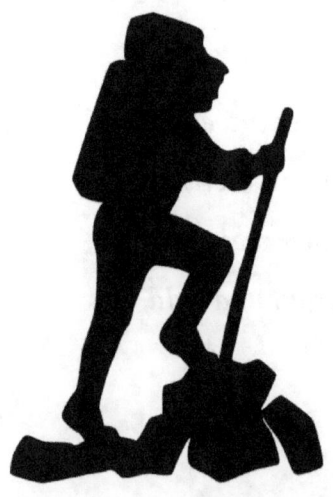

Durch dieses schöne Lied verging die Zeit auch noch viel schneller, und ehe wir uns versahen, waren wir auch schon am Ziel. Das kleine Dorf, in dem meine Tante und mein Onkel leben, sah nach dem

Regenschauer und dem langsam emporschwebenden feuchten Dunst noch gruseliger als sonst aus. Das fand ich zumindest, und so hoffte ich sehr, dass wir heute keinen Spaziergang nach dem Kaffeekränzchen unternehmen würden. Doch die Hoffnung stirbt bekanntlich zuletzt, und so begann dieser Besuch wie erwartet an einem reichlich gedeckten Kaffeetisch. Tante Bianca hatte für diesen Anlass extra einen frischen Zuckerkuchen gebacken. „Ach, wie ich diese Kalorienbombe liebe", lobte und scherzte meine Mutter beim Anblick dieser herrlich duftenden Backware. Und auch Onkel Detlef wurde, diesmal von meinem Vater, mit Lob überschüttet. „Ach, wie herrlich duftet doch euer Kaffee, was ist das bloß für eine Sorte? Himmlisch", würdigte er das Getränk lauthals. Als ob Kuchenbacken und Kaffeekochen so eine besondere Kunst wären. Aber egal, Erwachsene waren eben manchmal etwas merkwürdig. Ich hoffte, dass ich nicht auch einmal so werden würde. Also aßen und tranken wir zusammen und erzählten von der abenteuerlichen Fahrt hierher. Anschließend wurde der Tisch abgeräumt, und dann bestätigte sich meine Befürchtung. Onkel Detlef wollte nun nämlich mit uns allen einen kleinen Spaziergang machen. Natürlich versuchte ich, ihn von dieser Idee abzubringen, und argumentierte mit den Worten: „Aber das Wetter ist doch heute gar nicht so schön! Und nebelig ist es auch noch." Alle schauten mich daraufhin mit einem strafenden Blick an. Hatte ich gerade etwas Falsches gesagt? Ich konnte mir selbst keinen Reim darauf machen. Onkel Detlef kam nun auf mich zu und beugte sich zu mir herab. Mit leisen, aber dennoch präzisen Worten sagte er dann: „Wenn der Nebel fällt zur Erden, wird bald gutes Wetter werden, steigt der Nebel auf das Dach, folgt bald großer Regen nach. Also mach dir keine Sorgen, liebe Myriam, das Wetter wird garantiert gut, und wir werden alle zusammen einen

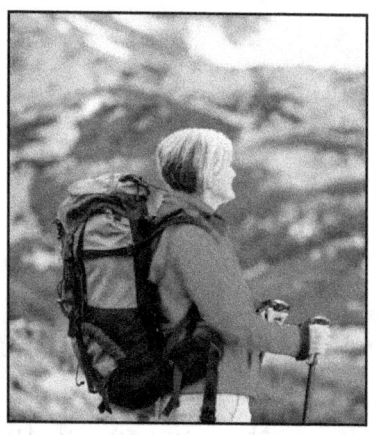

schönen Spaziergang erleben." Mit diesen Worten entfernte sich mein Onkel wieder, zog sich seine Jacke an und reichte mir die Hand. Auch Vater, Mutter und Tante Bianca zogen sich jetzt eine Jacke über. Also blieb mir gar nichts anderes übrig, als es ihnen gleichzutun. Oh nein, und dann fing mein Onkel auch noch an zu singen.

Wenn wir erklimmen schwindelnde Höhen,
steigen dem Gipfelkreuz zu,
brennt eine Sehnsucht in uns'rem Herzen,
die lässt uns nimmermehr in Ruh.

Sonnige Berge, Felsen und Höhen,
Bergvagabunden sind wir, ja wir!
Sonnige Berge, Felsen und Höhen,
Bergvagabunden sind wir.

Mit Seil und Haken, alles zu wagen,
hängen wir an der steilen Wand.
Herzen erglühen, Edelweiß blühen,
vorbei geht´s mit sicherer Hand.

Sonnige Berge, Felsen und Höhen,
Bergvagabunden sind wir, ja wir!
Sonnige Berge, Felsen und Höhen,
Bergvagabunden sind wir.

Und so begann unser kleiner Rundgang durch das Dorf. Die Straßen waren noch immer nass, und kleine Nebelschwaden tanzten ebenfalls herum. Wie langweilig, doch ich glaubte, dass man mir in diesem Moment meine Unlust angesehen haben musste, denn nun versuchte meine Tante, mich etwas aufzumuntern und so auf andere Gedanken zu bringen. „Schau einmal Myriam, wenn Schäfchen am Himmel stehn, kann man ohne Schirm spazieren gehn." Super, noch so eine Bauernweisheit, dachte ich wieder still und leise und verdrehte dabei – dummerweise für alle gut sichtbar – etwas meine Augen. Im selben Moment bekam ich dafür auch schon die Quittung, einen kleinen Schubs von hinten, und mein Vater ermahnte mich nun auch noch, dass ich mich doch etwas mehr benehmen sollte.

Tante Bianca versuchte sofort, die Situation etwas zu entschärfen, und wies mich auf einen kleinen, schwachen Regenbogen hin. „Einen Regenbogen siehst du nur, wenn du den Regen in Kauf nimmst." Und damit hatte sie natürlich recht. Also bemühte ich mich jetzt, ein braves und vorbildliches Mädchen zu sein, und ich muss euch sagen, der Tag wurde dadurch auch viel schöner.

Verwendete Musiktexte:

Der Kuckuck und der Esel
(Hoffmann von Fallersleben, 1798–1874)

Das ist die Berliner Luft
(Heinrich Bolten-Baeckers 1871–1938)

Wenn ich ein Vöglein wär
(Johann Gottfried Herder, 1744–1803)

Horch, was kommt von draußen rein
(Gustav Mahler, 1860–1911)

Du, du, liegst mir am Herzen
(Unbekannt, ca. 1821)

Hochzeitsplanung

Heinz und Anneliese sind nächste Woche seit nun fast 25 Jahren verheiratet, und so steht für die beiden der wohl bedeutendste Hochzeitstag vor der Tür: ihre Silberhochzeit. Doch wie jedes Jahr Weihnachten und Ostern für das Pärchen total überraschend kommt, so ist auch dieser Hochzeitstag für sie völlig unverhofft aufgetaucht. Keiner hat sich bisher über diesen besonderen Tag

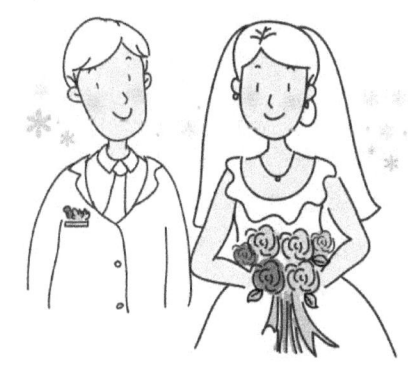

Gedanken gemacht. Warum auch? Als Rentner und Rentnerin hat man ja immer viel zu tun, und da bleibt kaum Zeit, so einen Ehrentag richtig zu planen. Aber jetzt, eine Woche vor dem Stichtag, sollte man vielleicht doch mit der Planung beginnen. Denn wer ein Vierteljahrhundert zusammen ist, der darf mit Freude zurückblicken und hat allen Grund, diesen Hochzeitstag auch gebührend zu feiern. Doch wie?

Es gibt ja zahlreiche Möglichkeiten, diese Silberhochzeit würdig zu begehen, aber welche ist für Heinz und Anneliese die beste? Soll es ein kleines Fest im Kreis der Familie oder ein rauschendes, großes Fest mit allen Freunden und Bekannten werden? Heinz und Anneliese stehen dieser Frage etwas hilflos gegenüber. Was sollen sie nur tun? Nach einiger Zeit versucht sich der pfiffige Heinz vor der Lösung des Problems zu drücken, indem er einfach zu Anneliese sagt: „Hinter einer langen Ehe steht immer eine sehr kluge Frau. (Ephraim Kishon) Und darum solltest du am besten die Entscheidung ohne mich treffen." Doch so leicht entlässt Anneliese ihren Heinz nicht aus der Verantwortung. Immerhin ist es ja ihr gemeinsamer Hochzeitstag. Und so beschimpft Anneliese ihren Heinz und nennt ihn einen „dummen Esel." Doch Streit gibt es bekanntlich in den besten Ehen. So ist eine Partnerschaft ohne Streit sicherlich eine der größten Wunschvorstellungen vieler Menschen, doch Anneliese und ihr Heinz hätten nicht so viel gemeinsame Jahre verbracht, wenn sie nicht wüssten, wie sie mit so einer Meinungsverschiedenheit umzugehen haben. Und so schmettert der freche Heinz einfach ein fröhliches Lied, mit dem er die Wogen bei seiner geliebten Frau schnell wieder glätten kann.

Der Kuckuck und der Esel, die hatten einmal Streit:

wer wohl am besten sänge, wer wohl am besten sänge

zur schönen Maienzeit,

zur schönen Maienzeit.

Der Kuckuck sprach: Das kann ich und fing gleich an zu schrein.

Ich aber kann es besser fiel gleich der Esel ein.

Das klang so schön und lieblich,

so schön von fern und nah.

Sie sangen alle beide

Kuckuck, Kuckuck, ia.

Und bei so einem dämlichen Lied kann Anneliese ihrem Heinz natürlich nicht sehr lange böse sein. Mit schüttelndem Kopf nimmt sie ihn in ihre Arme, und beide stimmen noch ein weiteres Lied an.

Wenn ich ein Vöglein wär und auch zwei Flügel hätt, flög ich zu dir.

Weils aber nicht kann, bleib ich all hier.

„Ach ja, mein Schatz", bemerkt daraufhin Heinz, „Liebe ist das einzige, was wächst, wenn wir es verschwenden (Ricarda Huch), und an dich verschwende ich sie am liebsten. Obwohl verschwenden eigentlich nicht das richtige Wort dafür ist." Beide geben sich einen zärtlichen Kuss und kehren zu ihrer Silberhochzeitstagsplanung zurück. Doch wie der Tag nun verlaufen soll, darüber sind sie sich immer noch nicht einig. „Wie stellst du dir denn diesen Tag vor, Heinz?", fragt Anneliese diesen. „Soll es ein kleines Fest im Kreis der Familie werden? Und wenn ja, was meinst du, wer so kurzfristig alles Zeit hätte?" Beide sehen sich hilflos an, denn keiner hat wirklich eine gute Antwort. „Und ein großes Fest?", ergänzt Anneliese. „Da würde es vielleicht nicht so auffallen, wenn jemand fehlt oder einfach keine

Zeit hätte." Beide überlegen weiter und spielen nun die unterschiedlichsten Gedanken durch. Doch eine zufriedenstellende Lösung finden sie einfach nicht. Da klopft es auf einmal an der Haustür. Erschrocken zucken die beiden zusammen. Wer kann das nur sein?

Horch, was komm von draußen 'rein?
Hollahi, Hollaho!

Wird wohl mein Feinsliebchen sein;
Hollahihaho!

Geht vorbei und kommt nicht 'rein,
Hollahi, Hollaho!

Wird's wohl nicht gewesen sein! Hollahihaho

D' Leute haben´s oft gesagt,
Hollahi, Hollaho!

Daß ich kein fein´s Liebchen hab,
Hollahijaho!

Laß sie red'n, ich schweig' fein still,
Hollahi Hollaho!

Kann doch lieben, wen ich will, Hollahijaho!

Leutchen, sagt mir's ganz gewiß,
Hollahi, Hollaho!

Was das für ein Lieben ist,
Hollahijaho!

Die man will, die kriegt man nicht,
Hollahi, Hollaho!

Und 'ne andre will ich nicht, Hollahijaho!

Wenn mein Liebchen Hochzeit hat,
Hollahi, Hollaho!

Hab ich meinen Trauertag,
Hollahijaho!

Gehe in mein Kämmerlein,
Hollahi, Hollaho!

Trage meinen Schmerz allein, Hollahijaho!

Wenn ich dann gestorben bin,
Hollahi, Hollaho!

Trägt man mich zum Grabe hin,
Hollahijaho!

Setzt mir einen Leichenstein, Hollahi, Hollaho!

Blühn bald da Vergißnichtmein*, Hollahijaho!

Als Heinz vorsichtig die Tür öffnet, erblickt er seinen Nachbarn Adolf. „Entschuldige, mein Freund, ich habe da mal eine Frage." Heinz öffnet die Haustür noch etwas weiter und hört Adolf interessiert zu. Als er kurze Zeit später ins Wohnzimmer zurückkehrt, fragt ihn Anneliese, was Adolf denn gewollt habe. Doch Heinz setzt sich erst einmal, ohne auf diese Frage weiter einzugehen, in seinen bequemen Ohrensessel. Dass Heinz nicht sofort antwortet und sich zunächst gemütlich hinsetzt, irritiert Anneliese doch schon etwas. So kennt sie ihren Heinz gar nicht. „Sag schon, was ist?", bohrt sie nun ungeduldig nach. Doch Heinz lächelt nur schelmisch wie ein kleiner, frecher Bube, der irgendetwas verheimlichen möchte, und schweigt weiter. Dieses Schweigen bringt Anneliese wieder in Rage. „Nun sag schon, was wollte Adolf von dir?" Forschend und fordernd sieht sie ihm in die Augen. „Heinz, du bringst mich mit deinem albernen Schweigen noch auf die Palme." Heinz wischt sich nun mit seiner Hand durch das Gesicht und beginnt zu erzählen. „Palme ist gar nicht so schlecht geraten." Jetzt ist Anneliese völlig verstört. „Was meinst du damit? Wollte Adolf, dass wir auf seine Blumen achten, während er und Edelgard ein paar Tage Urlaub machen?" Heinz nickt, und Anneliese zeigt ihm bei dieser Reaktion einen Vogel. „Das ist doch wirklich nichts Besonderes, was man verheimlichen muss. Ach Heinz, du bist manchmal wirklich etwas merkwürdig." Heinz kichert daraufhin.

Ja, ja, ja, das ist die Berliner Luft, Luft, Luft

so mit ihrem holden Duft, Duft, Duft

wo nur selten was verpufft, pufft, pufft

in dem Duft, Duft, Duft

dieser Luft, Luft, Luft

Das macht die Berliner Luft, Luft, Luft!

so mit ihrem holden Duft, Duft, Duft

wo nur selten was verpufft, pufft, pufft

Das macht die Berliner Luft!

„Geht es dir gut Heinz?" Nun kann sich Heinz nicht mehr zurückhalten. „Also, meine Liebe, als Adolf mir erzählt hat, dass er mit Edelgard ganz spontan ein paar Tage verreisen möchte, dachte ich mir, das ist doch wirklich eine gute Idee. Warum sollen wir unseren Hochzeitstag eigentlich feiern? Verbringen wir doch einfach diese Zeit gemeinsam in Zweisamkeit alleine. Dass wir spontan etwas unternommen haben, ist doch schon eine Ewigkeit her. Und da dachte ich mir: Wie wäre es mit einem Kurzurlaub in Berlin? Dort waren wir doch schon seit Jahren nicht mehr, und der letzte Besuch dort war doch schön! Was sagst du dazu?" Anneliese ist von Heinz' Idee etwas verblüfft. „Das können wir doch gar nicht tun! Was sollen die Kinder denken und unsere Freunde, wenn wir einfach so verschwinden?" Heinz nimmt Anneliese in den Arm und sagt: „Wir feiern diesen Tag ja nicht für unsere Freunde, es sollte doch ein schöner Tag für uns zwei werden. Meinst du nicht auch?

Du, du, liegst mir am Herzen,

du, du, liegst mir im Sinn.

Du, du, machst mir viel Schmerzen,

weißt nicht, wie gut ich dir bin.

Ja, ja, ja, ja weißt nicht wie gut ich dir bin!

Ja, ja, ja, ja weißt nicht wie gut ich dir bin!

So, so wie ich dich liebe,

so, so liebe auch mich!

Die, die zärtlichsten Triebe

fühl' ich allein nur für dich!

Ja, ja, ja, ja fühl' ich allein nur für dich!

Ja, ja, ja, ja fühl' ich allein nur für dich!

Doch, doch darf ich dir trauen,
dir, dir mit leichtem Sinn?
Du, du kannst auf mich bauen,
weißt ja, wie gut ich dir bin.
Ja, ja, ja, ja weißt ja, wie gut ich dir bin.
Ja, ja, ja, ja weißt ja, wie gut ich dir bin.

Und, und wenn in der Ferne
mir, mir dein Herz erscheint,
dann, dann wünsch ich so gerne,
daß uns die Liebe vereint.
Ja, ja, ja, ja daß uns die Liebe vereint.
Ja, ja, ja, ja daß uns die Liebe vereint.

Das uns die Liebe vereint.

Und so entschieden sich die zwei, dieses besondere Ereignis ohne Freunde und Familie zu verbringen. Denn es gibt nichts Wichtigeres als gemeinsame Zeit.

Verwendete Musiktexte:

Meine Oma fährt im Hühnerstall
Motorrad
(Ernst Albert, 1859–1936)

Auf de schwäbsche Eisebahne
(Unbekannt, ca. 1894)

Ein Mann, der sich Kolumbus nannt
(Unbekannt, ca. 1936)

Bier her, Bier her, oder ich fall um
(Unbekannt, ca. 1871)

Mein Hut, der hat drei Ecken
(Reinhard Keiser, 1674–1739)

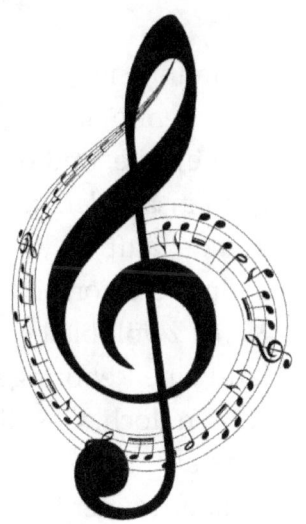

Narrenzeit

Langeweile, kennen Sie das? Dieses unangenehme
Gefühl, das durch Nichtstun hervorgerufen wird.
Man weiß dann meistens nichts mit sich
anzufangen. Man hat keine Lust auf überhaupt
irgendetwas. Es fehlt einem einfach der Antrieb,
die Motivation, etwas zu tun. Was machen Sie,
wenn die Langeweile bei Ihnen einkehrt?
Schauen Sie aus dem Fenster? Legen Sie sich hin
und schlafen etwas? Mustern Sie die Decke und
betrachten dort die Fliegen an der Wand?
Essen Sie aus Langeweile Süßigkeiten oder denken
Sie einfach nur nach, was Sie alles tun könnten,

wenn Ihnen nicht gerade langweilig wäre? Nun ja,
auch Benno und Achim haben gerade so richtige
Langeweile, und deshalb schauen die zwei
gemeinsam Fernsehen. Was in dieser Flimmerkiste
gerade läuft, ist im Grunde aber völlig egal. Darum
zappen sie von einem Sender zum anderen. Auf
Kanal zwölf bleiben sie jedoch kurz hängen. Dort
läuft eine Reportage über die fünfte Jahreszeit. Sie
wissen doch, was die fünfte Jahreszeit ist?
[Pause]
Genau, bei der fünften Jahreszeit handelt es sich
um die Zeit, in der Karneval, Fastnacht und
Fasching gefeiert werden.

„Da hat garantiert keiner Langeweile", bemerkt
Benno leise in Richtung Achim, als dieser das
bunte Treiben auf der Mattscheibe beobachtet.
„Ja, die sehen alle ganz vergnügt aus", erwidert
Achim, gefolgt von einem langen Gähnen. Müde
wischt er sich während dieser Antwort über die
Augen, und sein Blick wandert gelangweilt durch
das Fernsehzimmer. Benno sieht aber interessiert
den Beitrag weiter. „Schau mal, Achim", quasselt
Benno auf einmal los. „Da ist Dracula und ein
Clown und ein Indianer und Kolumbus."
„Kolumbus?", räuspert sich Achim überrascht und
verschluckt sich dabei fast an seiner eigenen
Spucke.

Ein Mann, der sich Kolumbus nannt,

wide-wide-witt, bum, bum.

war in der Schifffahrt wohlbekannt,

wide-wide-witt, bum, bum.

Es drückten ihn die Sorgen schwer,

er suchte neues Land im Meer.

Gloria, Viktoria wide-wide-witt, juch-hei-ras-sa,

Gloria, Viktoria wide-wide-witt, bum,bum.

Als er den Morgenkaffee trank,

wide-wide-witt, bum, bum.

da sprang er fröhlich von der Bank.

wide-wide-witt, bum, bum.

Denn schnell kam mit der ersten Tram

der span'sche König bei ihm an.

Gloria, Viktoria wide-wide-witt, juch-hei-ras-sa,

Gloria, Viktoria wide-wide-witt, bum,bum.

"Kolumbus", sprach er, "lieber Mann,

wide-wide-witt, bum, bum.

du hast schon manche Tat getan!

wide-wide-witt, bum, bum.

Eins fehlt noch unserer Gloria

Entdecke mir Amerika!"

Gloria, Viktoria wide-wide-witt, juch-hei-ras-sa,

Gloria, Viktoria wide-wide-witt, bum,bum.

Gesagt, getan, ein Mann, ein Wort,

wide-wide-witt, bum, bum.

am selben Tag fuhr er noch fort.

wide-wide-witt, bum, bum.

Und eines Morgens schrie er: "Land!

Wie deucht mir alles so bekannt!"

Gloria, Viktoria wide-wide-witt, juch-hei-ras-sa,

Gloria, Viktoria wide-wide-witt, bum,bum.

Das Volk am Land stand stumm und zag,

wide-wide-witt, bum, bum.

da sagt Kolumbus: "Guten Tag!

wide-wide-witt, bum, bum.

Ist hier vielleicht Amerika?"

Da schrien alle Wilden: "Ja!"

Gloria, Viktoria wide-wide-witt, juch-hei-ras-sa,

Gloria, Viktoria wide-wide-witt, bum,bum.

Die Wilden waren sehr erschreckt

wide-wide-witt, bum, bum.

und schrien all: "Wir sind entdeckt!"

wide-wide-witt, bum, bum.

Der Häuptling rief ihm: "Lieber Mann,

alsdann bist du Kolumbus dann!"

Gloria, Viktoria wide-wide-witt, juch-hei-ras-sa,

Gloria, Viktoria wide-wide-witt, bum,bum.

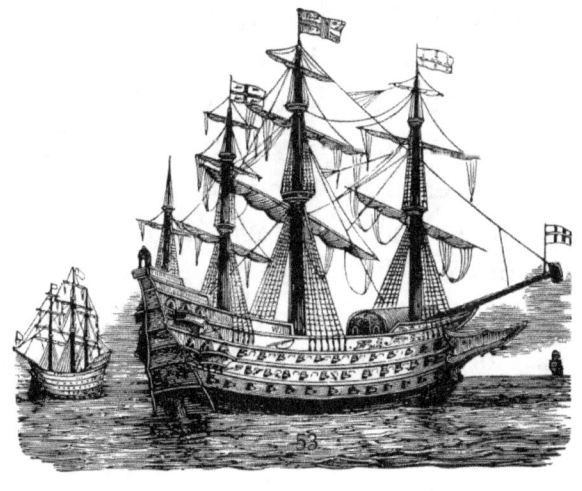

Bei diesem Rosenmontagsumzug wirst du noch viele bekannte Gestalten entdecken, da sind nun einmal alle Menschen verkleidet", belehrt Achim nun Benno leicht genervt. „Aber Gott sei Dank dauert dieses Spektakel ja nicht ewig. In der Nacht zu Aschermittwoch, um Punkt Mitternacht, endet nämlich dieser Karneval, und damit auch diese skurrilen Verkleidungen. Dann kehrt endlich wieder Ruhe ein." Benno denkt nach und sieht dabei weiter auf den Bildschirm. Auch wenn Achim anscheinend nichts von Fasching hält – lustig scheint es ja doch zu sein. „Achim? Warst du eigentlich schon einmal auf so einem Karnevalsumzug?" Achim zieht seine Augenbrauen bei dieser Frage hoch. „Willst du mich schon wieder veräppeln oder hast du mir nicht zugehört, Benno?" „Doch, schon, Achim", unterbricht Benno ihn sofort. „Doch schau dir das doch einfach einmal an. Sieht doch irgendwie lustig aus. Die Leute scheinen Spaß zu haben. Und wenn wir ehrlich sind: Lachen soll doch gesund sein, und wann hatten wir das letzte Mal Spaß? Sei doch nicht immer so ernst und erwachsen, mein Freund." Und im selben Moment hakt Benno sich bei Achim unter den Schultern ein und beginnt, zur Musik im Fernseher zu schunkeln. Achim findet das albern, möchte aber Benno nicht den

Spaß verderben. Und so schunkelt er etwas widerwillig mit. Als dann aber Benno auch noch zu diesen rhythmischen Bewegungen im Takt mitsingt, fällt Achim dazu überhaupt nichts mehr ein. Aber als guter Freund macht er gezwungenermaßen mit.

Bier her! Bier her! Oder ich fall' um, juchhe!

Bier her! Bier her! Oder ich fall' um.

Soll das Bier im Keller liegen,

und ich hier die Ohnmacht kriegen?

Bier her! Bier her! Oder ich fall' um.

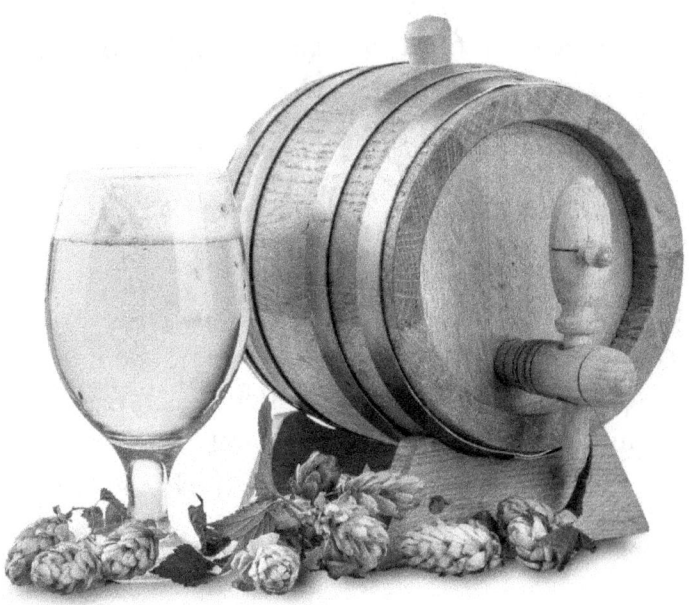

Lachend fallen sich die beide Freunde in die Arme. Das Musizieren scheint ihnen richtig Freude zu bereiten. „Benno, Benno, hör hin, das Lied kennst du sicherlich auch.

Mein Hut, der hat drei Ecken,

drei Ecken hat mein Hut,

und hätt' er nicht drei Ecken,

so wär' es nicht mein Hut.

Die Stimmung wird immer ausgelassener. Und die beiden singen ein Lied nach dem anderen.

Meine Oma fährt im Hühnerstall Motorrad,
Motorrad, Motorrad,

meine Oma fährt im Hühnerstall Motorrad,

meine Oma ist 'ne ganz patente Frau.

„Ach Benno, das macht ja richtig Spaß mit dir, so ausgelassen zu singen und zu tanzen." Benno nickt zustimmend. „Weißt du was, Benno, ich war noch nie auf einer richtigen Karnevalssitzung, und einen Karnevalsumzug habe ich bisher auch noch nicht live miterlebt. Was hältst du davon, wenn wir das nächstes Jahr einmal nachholen?" Benno freut sich darüber, dass Achim jetzt doch noch etwas Spaß hat und stimmt deswegen auch gerne begeistert zu. „Das machen wir, Achim. Ich habe auch schon eine Idee, wie wir dort hinkommen." „Und wie?", fragt Achim gespannt.

„Na, mit der Eisenbahn."

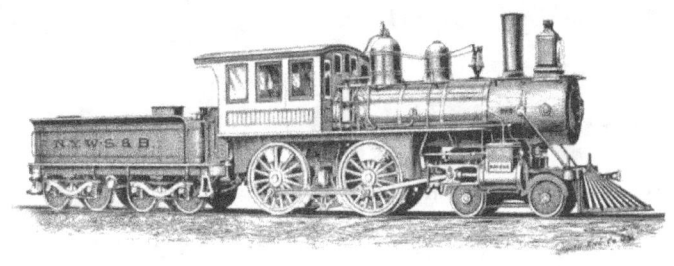

Auf de schwäb'sche Eisebahne

gibt's gar viele Haltstatione.

Stuttgart, Ulm und Biberach,

Meckebeure, Durlesbach!

Rulla, rulla, rullala,

Rulla, rulla, rullala.

Stuttgart, Ulm und Biberach,

Meckebeure, Durlesbach!

Verwendete Musiktexte:

Der Mond ist aufgegangen
(Matthias Claudius, 1740–1815)

Der Sandmann ist da
(Unbekannt)

Ade zur guten Nacht
(Unbekannt, ca. 1850)

Weißt du wieviel Sternlein stehen
(Wilhelm Hey, 1789–1854)

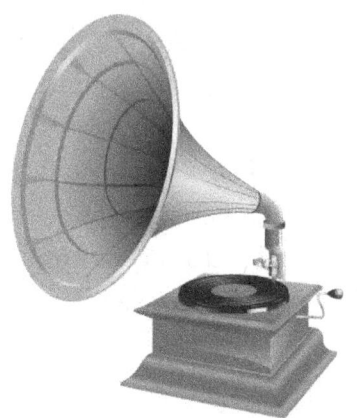

In Morpheus' Armen

Sicherlich kennen Sie das auch: Es ist Schlafenszeit, Sie sind todmüde und möchten nur noch ins Bett zum Schlafen. Doch auch schon das abendliche Zurechtmachen für die Nachtruhe wird diesmal schon zu einer kleinen Tortur. Völlig geschafft ziehen Sie sich wahrscheinlich Ihre Kleidung aus und danach Ihren Schlafanzug an. Aber damit ist es auch noch nicht getan. Denn nun führt Sie Ihr Weg ganz bestimmt noch in Ihr Badezimmer, wo Sie schon im Halbschlaf Ihre Abendtoilette verrichten möchten. Also, Gesicht und Hände waschen, Zahnpasta auf die Zahnbürste und – reinigen. Und dann, dann ist endlich der Weg zu Ihrem Nachtlager frei. Doch auch das braucht heute seine Zeit. Obwohl die Strecke vom

Badezimmer ins Schlafzimmer nicht wirklich lang ist, zieht er sich jedoch diesmal richtig lange hin. Es fühlt sich fast an wie eine kleine Ewigkeit. Doch letztendlich erreichen Sie Ihren Schlafplatz. Das Abendprogramm ist somit beendet, und Sie lassen sich nun ins Bett fallen. „Ach, wie kuschelig weich ist es doch hier", denken Sie vielleicht noch, bevor Ihnen die Augen zufallen und Sie friedlich einschlafen. Wenn das doch nur wirklich so einfach wäre. Sie haben zwar die Augen geschlossen, liegen im Bett und sind bereit, endlich ins Reich der Träume einzutauchen. Doch es klappt einfach nicht. Sie haben Einschlafprobleme. Gequält drehen Sie sich nun ständig von einer Seite zur anderen, und Ihnen wird klar, dass an Schlaf heute nicht zu denken ist. Oder doch? Wie wäre es mit Schäfchen zählen oder einer heißen

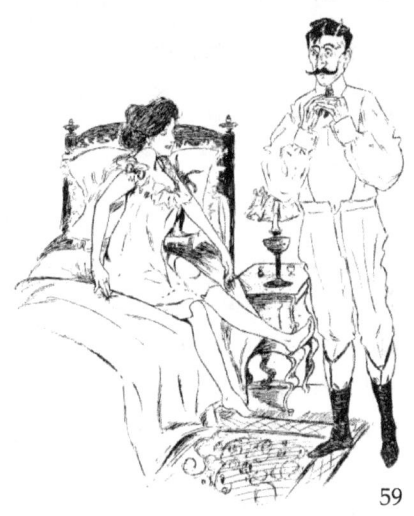

Tasse Milch mit Honig? Und eine Wärmflasche, ein Körnerkissen oder Wollsocken wären diesmal wahrscheinlich auch sehr hilfreich. Doch was tun Sie selbst in solch einem Moment, wenn Sie einfach nicht zur Ruhe kommen und keinen Schlaf finden? Was machen Sie dann?

[Pause]

Und wenn alles nichts hilft, erinnern Sie sich vielleicht an früher, an die Zeit, als Sie noch ein kleines Kind waren. Eine fast sorglose Zeit für Sie. Ihre Eltern haben Sie vielleicht ins Bett gebracht? Erinnern Sie sich? Vielleicht hat Ihnen auch jemand eine schöne Gutenachtgeschichte vorgelesen? Oder Ihre Mutter hat Ihnen ein schönes Gutenachtlied vorgesungen. Vielleicht dieses? Singen Sie mit …

Der Sandmann ist da,

der Sandmann ist da,

er hat so schönen weißen Sand

und ist im ganzen Land bekannt,

der Sandmann ist da!

Kennen Sie dieses Lied?

[Pause]

Doch ob das wirklich hilft, ist abzuwarten. Aber an dieses Lied konnten Sie sich erinnern, habe ich recht? Vielleicht ist ja das folgende Lied hilfreicher, und eventuell haben Sie es sogar selbst schon einmal jemandem, vielleicht Ihren Enkelkindern, vorgesungen.

Ade zur guten Nacht!

Jetzt wird der Schluß gemacht,

Daß ich muß scheiden;.

Im Sommer da wächst der Klee,

Im Winter, schneit´s den Schnee,

Da komm ich wieder.

Doch auch die schönsten Erinnerungen helfen selten bei Einschlafproblemen. Also, woran könnte es noch liegen?
[Pause]
Vielleicht haben wir ja auch heute Vollmond? Wenn ja, wäre das vielleicht eine mögliche Erklärung für die nächtliche Unruhe. Denn dass der Mondzyklus die Nachtruhe messbar beeinflusst, ist ja eigentlich jedem bekannt. Unser ständiger Begleiter nimmt auf der Erde Einfluss auf das Wetter sowie die Gezeiten – Ebbe und Flut. Aber eben auch auf unseren Schlaf. Und wenn der Mond immer weiter zunimmt, sinkt damit auch die Schlafqualität einiger Menschen. Ja, der Mann im Mond ärgert uns manchmal schon ein wenig – oder?

Der Mond ist aufgegangen,
die goldnen Sternlein prangen
am Himmel hell und klar;
der Wald steht schwarz und schweiget,
und aus den Wiesen steiget
der weiße Nebel wunderbar.

Seht ihr den Mond dort stehen?
Er ist nur halb zu sehen,
und ist doch rund und schön!
So sind wohl manche Sachen,
die wir getrost verlachen,
weil unsre Augen sie nicht sehen

So legt euch denn ihr Brüder
in Gottes Namen nieder.
Kalt ist der Abendhauch.
Verschon uns, Gott, mit Strafen
und laß uns ruhig schlafen
und unsern kranken Nachbarn auch.

Doch auch ein schönes Lied für den Mann im Mond bringt keinen Erfolg. Früher war ja vielleicht doch alles besser. Da hat meistens schon ein kleines Schlaflied geholfen. Aber heute …

[Pause]

Schlaftabletten sind sicherlich auch eine leichte und schnelle Variante, um in die Traumwelt abzutauchen. Nimmt jemand von Ihnen solche Tabletten?

[Pause]

Denken Sie aber bitte stets daran, dass Sie ohne Rücksprache mit Ihrem Arzt keine Schlaftabletten einnehmen sollten. Schlafmittel sind heikel. Sie sorgen zwar kurzfristig für bessere Nächte, aber lösen können sie das Schlafproblem nicht. Also lassen Sie uns doch lieber das Fenster öffnen, tief einatmen und die frische Luft der Nacht genießen. Schäfchen zählen hat ja vorhin nicht funktioniert, wie wäre es stattdessen mit Sternchen zählen? Schauen Sie einmal, wie viele dort am Nachthimmel funkeln.

Weißt du, wie viel Sternlein stehen

an dem blauen Himmelszelt?

Weißt du, wie viele Wolken gehen

weit hin über alle Welt?

Gott der Herr hat sie gezählet,

daß ihm auch nicht eines fehlet

an der ganzen großen Zahl,

an der ganzen großen Zahl.

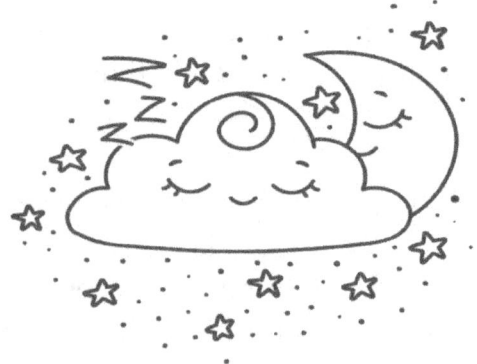

Weißt du, wie viel Kinder frühe

stehn aus ihren Bettlein auf,

daß sie ohne Sorg' und Mühe

fröhlich sind im Tageslauf?

Gott im Himmel hat an Allen

seine Lust, sein Wohlgefallen,

kennt auch dich und hat dich lieb.

Und da ist sie endlich, die ersehnte Müdigkeit.
Schöne Träume!

Verwendete Musiktexte:

Muß i denn, muß i denn zum Städtele hinaus
(Friedrich Silcher)

Im Frühtau zu Berge wir ziehn
(Olof Thunman, 1879–1944)

Eine Seefahrt die ist lustig
(Unbekannt)

Die Lorelei (Ich weiß nicht, was soll es bedeuten
(Heinrich Heine (1797–1856)

Freut euch des Lebens
(Johann Martin Usteri (1763–1827)

Was für ein Urlaub

Waren Sie schon einmal in Mecklenburg-Vorpommern? Nein? Dann sollten Sie da unbedingt einmal hinfahren. Denn Mecklenburg-Vorpommern gehört zu den fünf neuen Bundesländern und zählt zu den deutschen Flächenländern. Außerdem ist es gut zehnmal so groß wie das Saarland. Wussten Sie das? Ebenfalls faszinierend ist die Vielfalt der möglichen Aktivitäten und Freizeitmöglichkeiten, die einem dort geboten werden. Zum Beispiel Radfahren, Wandern oder sogar Urlaub auf einem Hausboot. Denn in dieser Region gibt es weit über 1.000 natürliche Seen.

Eine Seefahrt, die ist lustig, eine Seefahrt, die ist schön,

ja da kann man manche Leute an der Reling spucken seh'n.

Holahi, holaho, holahia, hia, hia, holaho!

Unser Käptn ist stets nüchtern, und er mag auch keinen Rum,

bei den Frauen ist er schüchtern, na, das ist doch wirklich dumm.

Holahi, holaho, holahia, hia, hia, holaho!

Und die Möwen, froh und heiter, kleckern öfter was auf's Deck,

doch der Moses nimmt den Schrubber und fegt alles wieder weg.

Holahi, holaho, holahia, hia, hia, holaho!

Kommt das Schiff mal in den Hafen, geht die Mannschaft schnell an Land,

keiner will an Bord mehr schlafen, na, das ist doch wohlbekannt.

Holahi, holaho, holahia, hia, hia, holaho!

Und da sich ja anscheinend eine Reise nach
Mecklenburg-Vorpommern
lohnt, machen auch
Hannelore und Dieter dieses
Jahr einmal dort Urlaub. Und
wie Dieter nun einmal so ist,
muss ein Urlaub natürlich
von ihm richtig durchgeplant
sein. Kennen Sie auch solche
Menschen, die alles ganz
genau planen müssen und
nichts dem Zufall überlassen
wollen? Nun, genau so
jemand war bzw. ist Dieter, und wenn Hannelore
ganz ehrlich ist, nervt sie das auch hin und wieder
ein wenig. Aber was soll sie bloß tun? Sie liebt
ihren Dieter nun einmal über alles, und da sie es
jetzt schon seit über 26 Jahren mit ihm ausgehalten
hat, wird sie es sicherlich auch noch weitere 26
Jahre ertragen können. So wahr ihnen Gott helfe.
Und da Hannelore diese Genauigkeit kennt, stellt
sie auch diesmal wieder, wie eigentlich vor jeder
Reise, Dieter die Frage, ob er auch alles gut
vorbereitet und geplant hat. Doch diesmal sieht
Dieter sie bei dieser Frage etwas seltsam an. „Was
hat er nur?", denkt sich Hannelore und geht
sicherheitshalber noch einmal in die Küche, ohne

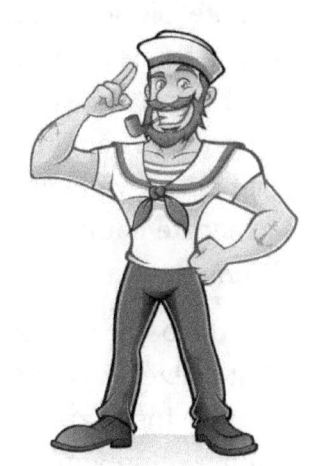

auf eine Antwort von Dieter zu warten. Dort
bereitet sie schnell noch etwas Reiseproviant vor.
Dabei ist sie aber immer noch mit den Gedanken
bei Dieter. Hat sie vielleicht etwas falsch gemacht?
Hannelore hat ein merkwürdiges Gefühl im Bauch.
Hat Dieter vielleicht heute einfach nur etwas
schlechte Laune?
Wenn das so ist, warum?

Als die beiden kurze Zeit später schweigend im
Auto sitzen, versucht Hannelore, die Situation mit
etwas Musik, zu lockern. Singen Sie doch auch
einfach einmal mit, wenn Sie das Lied kennen!

Freut euch des Lebens,

weil noch das Lämpchen glüht;

pflücket die Rose,

eh' sie verblüht!

Man schafft so gern sich Sorg' und Müh',

sucht Dornen auf und findet sie

und läßt das Veilchen unbemerkt,

das uns am Wege blüht!

Doch auch dieses Liedchen kann die Stimmung von Dieter nicht wirklich verbessern. Hannelore grübelt immer mehr. Was hat ihr Dieter nur? Ständig geht ihr dieser Moment von vorhin durch den Kopf, bis sie sich schließlich dafür entscheidet, Dieter zu fragen, was er hat. „Dieter …" „Nein, jetzt nicht", blockt der aber sofort ab, und so wird der Versuch von Hannelore, ein Gespräch zu beginnen, von Dieter schon im Ansatz zerstört. So versucht sie, die Atmosphäre im Fahrzeug mit einem weiteren Lied zu verbessern. Ob ihr das gelingt? Sicherlich nicht mit dem Lied, das ihr gerade durch den Kopf spukt. Trotzdem singt sie es, und das nicht wirklich leise.

Ich weiß nicht, was soll es bedeuten,

Daß ich so traurig bin;

Ein Märchen aus alten Zeiten,

Das kommt mir nicht aus dem Sinn.

Die Luft ist kühl und es dunkelt,

Und ruhig fließt der Rhein;

Der Gipfel des Berges funkelt

Im Abendsonnenschein.

„So wird das nichts, mein Schatz, mit der guten Laune. Deine Liederauswahl ist heute wirklich schrecklich", sagt Dieter, als das Lied endlich vorbei ist. Und damit hat er ja diesmal nicht ganz Unrecht. „Ich weiß nicht, was soll es bedeuten" ist zwar ein sehr schönes Lied, aber es passt eben gerade nicht zu dieser Stimmung. Aber wenn Hannelore schon solche unpassenden Lied singt, denkt sich Dieter, kann auch er seinen musikalischen Eingebungen freien Lauf lassen. Und so stimmt auch Dieter ein Lied an. Ein Lied, das ebenfalls nicht wirklich zu dieser Reise passt. Denn Berge gibt es in Mecklenburg-Vorpommern keine, und wenn doch, dann nur sehr kleine.

m Frühtau zu Berge wir ziehn, fallera,

es grünen alle Wälder, alle Höh'n, fallera.

Wir wandern ohne Sorgen

singend in den Morgen,

noch ehe im Tale die Hähne krähn.

Wir wandern ohne Sorgen

singend in den Morgen,

noch ehe im Tale die Hähne krähn.

Ihr alten und hochweisen Leut, fallera,

ihr denkt wohl, wir sind nicht gescheit? Fallera.

Wer wollte aber singen,

wenn wir schon Grillen fingen

in dieser herrlichen Frühlingszeit?

Wer wollte aber singen,

wenn wir schon Grillen fingen

in dieser herrlichen Frühlingszeit?

Werft ab alle Sorge und Qual, fallera,

und wandert mit uns aus dem Tal! Fallera.

Wir sind hinaus gegangen,

den Sonnenschein zu fangen:

Kommt mit und versucht es auch selbst einmal!

Wir sind hinaus gegangen,

den Sonnenschein zu fangen:

Kommt mit und versucht es auch selbst einmal!

Hannelore lacht über dieses unpassende Lied, und so singen die zwei jetzt gemeinsam noch einige weitere Lieder. Irgendwelche Lieder, ob nun passend zum Anlass oder auch nicht. Das ist ihnen jetzt völlig egal. Doch den Grund für Dieters seltsames Verhalten von vorhin ist Hannelore immer noch nicht egal, darum fragt sie Dieter jetzt noch einmal. „Dieter, mein Schatz, sag mal, warum warst Du vorhin eigentlich so seltsam? Als ich dich gefragt habe, ob du alles gut vorbereitet hast." Dieter schweigt wieder kurz, gibt dann aber doch noch eine Antwort. „Ich habe es vergessen." „Was?", hinterfragt Hannelore überrascht. „Ich habe vergessen, unseren Urlaub vorzubereiten und richtig zu planen." Hannelore lacht. „Dafür musst du dich doch nicht schämen, das kann doch jedem einmal passieren." Mit großen Augen und etwas erleichtert schaut er sie nach dieser Beichte an. „Schatz, das ist kein Scherz. Ich habe diesmal wirklich überhaupt keine Ahnung, was wir dort unternehmen können. So etwas ist mir in den gesamten 26 Jahren mit dir noch nie passiert. Entschuldige bitte." „Das ist doch keine Katastrophe, Dieter. Unser erster ungeplanter und unkoordinierter Urlaub, der wird sicherlich lustig und unterhaltsam. Ich freue mich sogar schon richtig darauf. Ist doch mal etwas anderes als sonst." Zufrieden legt sie ihre Hand auf seinen Schoß, und beide singen gemeinsam ein weiteres Lied. Ach ja, Urlaub kann ja so schön sein, und das wurde er auch, im schönen Mecklenburg-Vorpommern.

Muss i denn, muss i denn

zum Städtele hinaus, Städtele hinaus,

Und du, mein Schatz, bleibst hier?

Wenn i komm', wenn i komm',

wenn i wiedrum komm', wiedrum komm'

Kehr' i ein, mein Schatz, bei dir.

Kann i glei net allweil bei dir sein,

Han i doch mei Freud' an dir!

Wenn i komm', wenn i komm',

wenn i wiedrum komm', wiedrum komm'

Kehr' i ein, mein Schatz, bei dir.

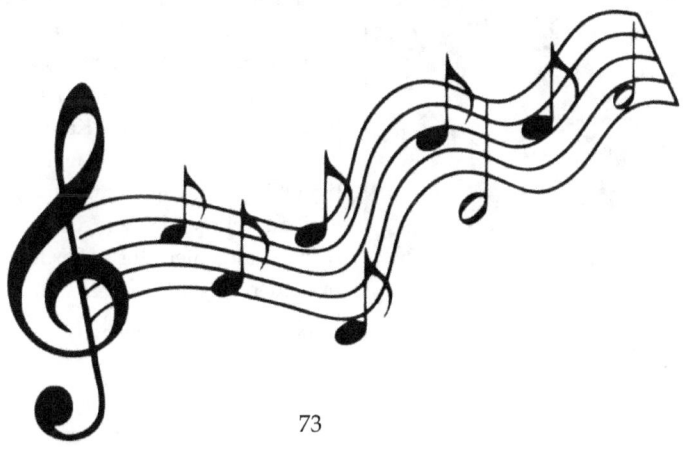

Entdecken Sie unser reichhaltiges Buchsortiment auf:

www.AktivierungsCoach.de

....

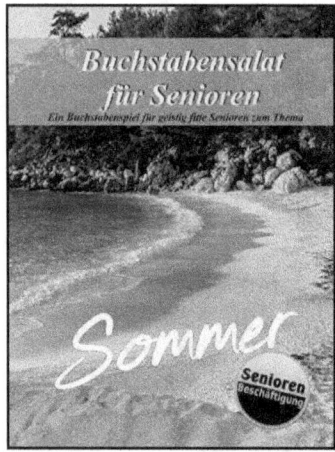

Buchstabensalat für Senioren:
Thema Sommer

In diesem einfachen Rate- und Beschäftigungsspielheft für Senioren finden Sie einfache Begriffe rund um das Thema Sommer. Diese Begriffe wurden durch einfaches Buchstabendrehen von maximal zwei Buchstaben verändert, sodass das Ursprungswort nicht mehr so leicht zu erkennen ist.

ISBN-13: 978-1073488445

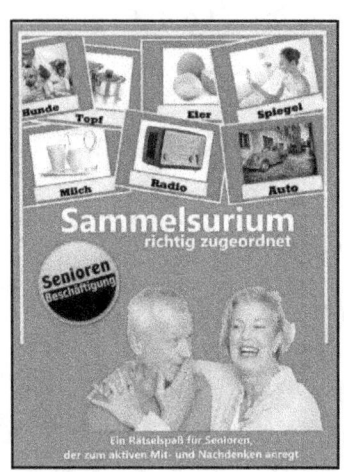

Sammelsurium: richtig zugeordnet

Ein Rätselspaß für Senioren, der zum aktiven Mit- und Nachdenken anregt: denn welche Begriffe könnten sich hinter diesen seltsamen Kartenbildern wohl verbergen?Käuferinfo: Zur Nutzung dieser Vorlagen benötigen Sie „zwingend" zusätzlich noch ein Laminiergerät sowie die dazugehörige Lamienierfolie, außerdem brauchen Sie eine Schere.

ISBN-13: 978-1793939838

Entdecken Sie unser reichhaltiges Buchsortiment auf:

www.AktivierungsCoach.de

....

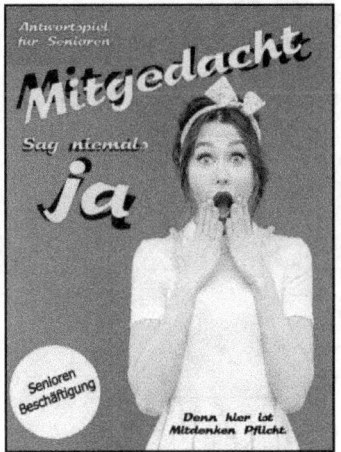

Mitgedacht: Sag niemals Ja

Sind Sie auf der Suche nach einfachem, leicht verständlichem Arbeitsmaterial, das Sie ohne große Vorbereitung sofort im Rahmen einer Senioren-Gedächtnistrainings-Stunde benutzen können? Dann ist dieses Rateheft genau das Richtige für Sie. In diesem Heft finden Sie über 400 vorformulierte, leicht verständliche seniorengerechte Fragen, die Ihre…

ISBN-13: 978-1986906463

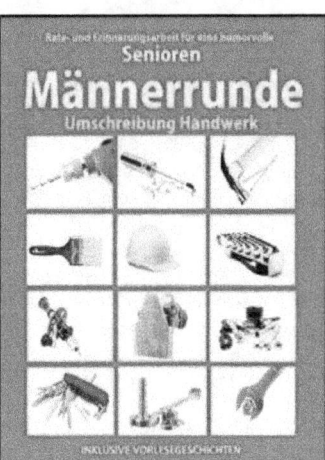

Senioren Männerrunde:
Umschreibung Handwerk

Besonders in Seniorenheimen ist diese schnell umsetzbare Kurzzeitaktivierung, die eine unterhaltsame Mischung aus Ratespiel und Erinnerungsarbeit ist, sehr beliebt. Anhand von Hinweissätzen, die einen bestimmten Begriff umschreiben, sollen Bewohner diesen erraten.

ISBN-13: 978-1985792715

Sehr geehrte Leserinnen und Leser,

stetig sind wir bemüht, Ihnen interessante und spannende Buchprojekte zu präsentieren. Dabei versuchen wir auch, Ihnen möglichst professionelle und unterhaltsame Texte anzubieten. Alle diese Texte werden mit großer Liebe und Hingabe erstellt und anschließend von einem professionellen Korrektor geprüft. Dennoch kann es vorkommen, dass sich der ein oder andere kleine Fehler trotz aller Sorgfalt eingeschlichen hat. Sollte das der Fall sein, bitten wir, dies zu entschuldigen. Über eine kurze Info- bzw. Fehler-E-Mail würden wir uns freuen, sodass wir diesen Fehler zeitnah entfernen können.

Wir wünschen Ihnen weiter viel Vergnügen mit unseren Büchern und verbleiben mit freundlichen Grüßen

Denis Geier
Projektleiter

Quellenangabe:

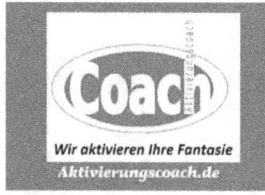

Autor: Denis Geier

Redigierung: Jennifer Rößler

Foto Buchcover „Menschen": Lisa Young © 123rf.com, Buchcover Hintergrundbild: vlastas© Can Stock Photo, Foto Seite 1, 6: monkeybusiness © envato.com, Foto Seite 5: Wavebreakmedia © envato.com, Illustration Seite 2, 4,7: ruhbastard © pixabay.com, Illustration Seite 8: mohamed_hassan © pixabay.com, Foto Seite 10: Rido81 © envato.com, Foto Seite 12: Wavebreakmedia © envato.com, Illustration Seite 14, 18, 19, 29, 30, 49, 53, 57: OpenClipart-Vectors © pixabay.com, Illustration Seite 15, 16, 24, 34: Clker-Free-Vector-Images ©pixabay.com, Foto Seite 21, 36: halfpoint © envato.com, Foto Seite 23: Rawpixel © envato.com, Illustration Seite 26: Dmitry Abramov©pixabay.com, Foto Seite 28: Wavebreakmedia© envato.com, Illustration Seite 39: eommina © pixabay.com, Foto Seite 55: grafvision© envato.com, Illustration Seite 58: Alexander Lesnitsky © pixabay.com, Illustration Seite 59: b0red © pixabay.com, Foto Seite 64: Bellinon © pixabay.com, Foto Seite 67: rivansyam © Can Stock Photo, Foto Seite 73: mohamed Hassan© pixabay.com.